Todo sobre Menopausia

Dra. Sheila Harrison

Descargo de responsabilidad

Este contenido sirve para proporcionar información general sobre la enfermedad y tiene como objetivo capacitarlo para buscar asistencia médica inmediata si es necesario para prevenir complicaciones. Es fundamental recalcar que esta información no sustituye la consulta a un médico calificado. El campo de la ciencia médica evoluciona continuamente y, debido a la naturaleza dinámica del conocimiento médico, recomendamos buscar asesoramiento de expertos si encuentra alguna inconsistencia o tiene la intención de tomar medidas basadas en la información de este contenido. Nunca ignore la orientación médica profesional ni retrase el tratamiento basándose en algo que haya leído en línea, incluido este material, o de cualquier otra fuente en línea. Recuerda siempre que Internet no puede curarte; más bien, la curación se produce a través de la guía de profesionales médicos y la providencia de Dios.

Tabla de contenido

Descripción general

La menopausia es el final del ciclo menstrual. Afecta el sistema reproductivo de la mujer y es un aspecto universal y permanente del envejecimiento en general. Después de 12 meses de amenorrea, se identifica la menopausia. La menopausia se caracteriza por una amplia gama de síntomas, como menstruaciones irregulares o impredecibles; síntomas vasomotores y urogenitales como dispareunia y sequedad vaginal; y problemas con el estado de ánimo y el sueño.

Antes e inmediatamente después de la menopausia, se producen cambios hormonales y síntomas clínicos que los acompañan. Aunque la transición menopáusica (TM), un término más moderno, se utiliza cada vez más para referirse a esta era, todavía se la conoce como climaterio o perimenopausia. Normalmente, la MT comienza años antes de la menopausia.

Hay un crecimiento simultáneo y continuo en la proporción de personas de mediana edad y mayores, así como de mujeres, que pasan la mayor parte de su vida en un estado hipoestrogénico (El hipoestrogenismo o deficiencia de estrógenos se refiere a un nivel de estrógeno más bajo de lo normal. Es un término general utilizado para describir la deficiencia de estrógeno en diversas afecciones).. Un número cada vez mayor de mujeres se enfrentará a los efectos del agotamiento de la hormona esteroide gonadal y vivirá hasta los 79 años.

Si bien la duración de la menopausia se ha extendido hasta un tercio del ciclo vital, la edad promedio en la que ocurre la menopausia se ha mantenido constante a lo largo de la antigüedad, aproximadamente entre 50 y 51 años. La menopausia golpeó a las mujeres en la antigua Grecia a la misma edad que hoy, y la aparición de los síntomas generalmente ocurre entre los 45,5 y los 47,5 años de edad.

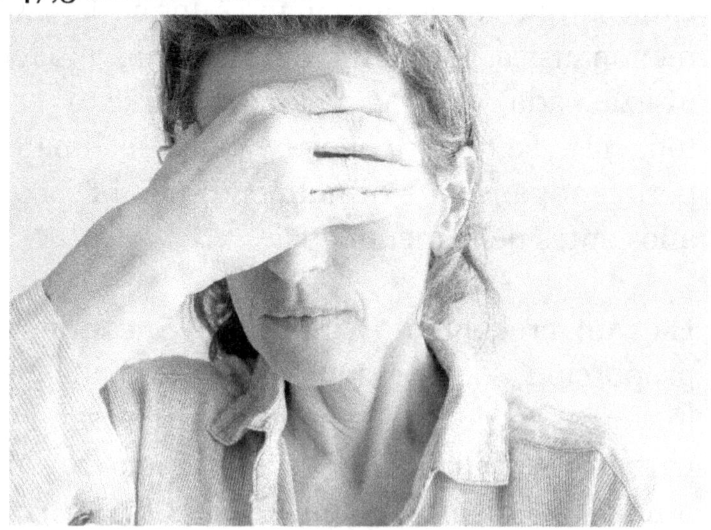

Sección 1

¿Qué es la menopausia?

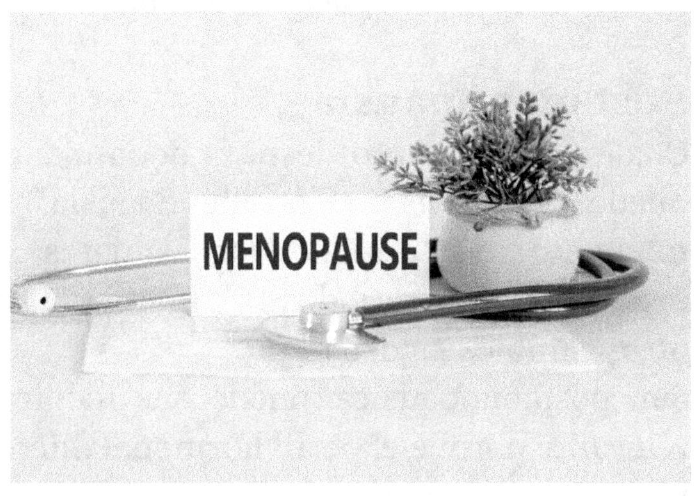

La menopausia es una época de cambios hormonales femeninos naturales, en particular el final de la menstruación. Ocurre gradualmente durante un período de meses o años, comenzando con períodos irregulares y a menudo acompañado de otros síntomas como sofocos e insomnio.

Perimenopausia

Peri- significa "alrededor de", por lo que "perimenopausia" se refiere al período de tiempo alrededor de la menopausia. Puede usarse para describir el tiempo desde los primeros síntomas sospechosos (o períodos erráticos) hasta el final de la menopausia (es decir, 12 meses después del último período).

Post menopausia

Cualquier momento después de la menopausia puede denominarse "posmenopausia". Es un momento en el que las mujeres ya no experimentan períodos y también presagia otros cambios en el cuerpo.

Ser posmenopáusica puede ser médicamente relevante porque el perfil hormonal diferente de una mujer después de la menopausia puede cambiar su riesgo de desarrollar ciertas enfermedades como la osteoporosis.

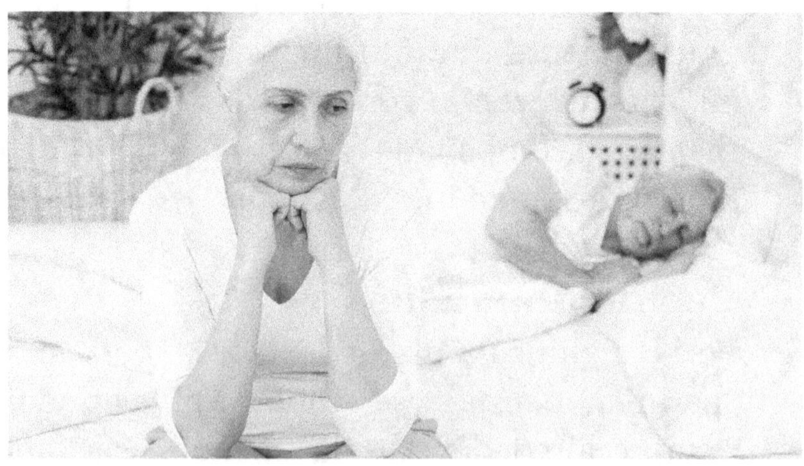

Sección 2

¿A qué edad comienza la menopausia?

La menopausia suele ocurrir a finales de los cuarenta o principios de los cincuenta. Si la menopausia comienza antes de los 40 años, se denomina Menopausia **precoz**' o '**Menopausia prematura**'. Existe una variedad de factores genéticos y ambientales que también parecen influir en la edad a la que las mujeres suelen experimentar la menopausia, y muchas mujeres comienzan la menopausia aproximadamente a la misma edad que sus propias madres.

Menopausia Temprana / Menopausia Prematura

Con el cambio de estilo de vida, es posible que la incidencia de la menopausia precoz haya aumentado. Dado que la menopausia es una parte muy importante de la salud de la mujer, la menopausia precoz puede tener graves consecuencias.

¿Qué es la menopausia precoz?

En la menopausia, los ovarios de la mujer dejan de funcionar y de producir hormonas y óvulos. Poco a poco, la menstruación también cesa. La edad promedio de la menopausia normal es de 51 años. Llamamos menopausia precoz cuando alguien la padece antes de los 45 años. Tenemos otra categoría llamada menopausia prematura. En este caso, una mujer llega a la menopausia antes de los 40 años. No es raro, pero vemos pacientes con menopausia prematura o temprana.

¿Cuáles son las posibles causas de la menopausia precoz?

Actualmente, la edad de 51 años se considera normal para la menopausia. Hace unos años se pensaba que los 45 años era la edad normal de la menopausia. Pero con cambios drásticos en el estilo de vida, la edad está cambiando.

Sin embargo, aparte del estilo de vida, existen algunos otros factores como:

- Dieta

- **Fumar:** Fumar también puede ser la razón del aumento de los casos de menopausia precoz. Fumar es un gran factor de riesgo, pero en mi opinión el estilo de vida no lo afecta tanto.

- **Predisposición genética:** Una predisposición genética significa que existe una mayor probabilidad de que una persona desarrolle una enfermedad según su composición genética.
- **Trastorno endocrinológico:** Un trastorno endocrino resulta del funcionamiento inadecuado del sistema endocrino, que incluye las glándulas que secretan hormonas, los receptores que responden a las hormonas y los órganos que se ven directamente afectados por las hormonas. En cualquiera de estos puntos, puede ocurrir una disfunción y causar efectos de amplio alcance en el cuerpo.
- **Ooforectomía:**La cirugía para extirpar los ovarios o el tratamiento del cáncer en la zona pélvica pueden provocar una menopausia precoz.
- **Histerectomía:** una operación quirúrgica para extirpar todo o parte del útero.
- **Portador X frágil:** Un portador X frágil es alguien que tiene un gen FMR1 alterado (El FMR1 El gen proporciona instrucciones para producir una proteína llamada FMRP. Esta proteína está presente en muchos tejidos, incluidos el cerebro, los testículos y los ovarios.), pero no muestra ningún signo o síntoma evidente del síndrome de X frágil. Las mujeres portadoras de X frágil tienen hasta un 50 por

ciento de posibilidades de tener un hijo con el síndrome de X frágil.

- **Trastornos autoinmunes:** Un trastorno autoinmune ocurre cuando el sistema inmunológico del cuerpo ataca y destruye tejido corporal sano por error.
- **Vivir a gran altura**
- Historial de haber recibido ciertos medicamentos de quimioterapia o haber recibido radioterapia.

¿Existe algún riesgo para la salud a largo plazo asociado con la menopausia precoz?

Las mujeres tienen una hormona llamada estrógeno que normalmente es producida por los ovarios y es una hormona muy importante para el cuerpo femenino. Una vez que una persona llega a la menopausia, la producción de estrógeno se reduce. Como resultado de esto, pueden sufrir osteoporosis, enfermedades cardíacas, problemas de piel, problemas de cabello, etc.

Si llega a la menopausia a la edad adecuada, su cuerpo llegará gradualmente a la fase menopáusica y, aún así, es posible que a veces tenga estos problemas. Sin embargo, si tiene menopausia precoz, tiene mayores posibilidades de sufrir estos problemas en el futuro.

¿Cuáles son los signos y síntomas de la menopausia precoz y cómo la diagnosticamos?

En primer lugar, las mujeres empezarán a experimentar irregularidades menstruales. Es posible que solo tengan manchado durante la menstruación. Este es el primer signo de la menopausia. Entonces, cuando una paciente acude a un chequeo o a una ecografía mediante la cual los médicos pueden detectar que los ovarios son más pequeños de lo que se espera que sean. Luego, es posible que le realicen otras pruebas hormonales para las hormonas llamadas FSH y LH para confirmar esto. Si sus hallazgos confirman su sospecha de menopausia, podrán repetir las pruebas al cabo de un mes y finalizar la confirmación del diagnóstico. Aparte de esto, una mujer puede experimentar sofocos, sudores nocturnos, etc., lo cual no es normal en una mujer más joven. Por lo tanto, si estos síntomas se presentan junto con períodos irregulares, puede tratarse de una menopausia precoz.

¿Cuál es el proceso de tratamiento para la menopausia precoz?

En la mayoría de las pacientes con menopausia precoz o prematura, probablemente debamos administrar terapia de reemplazo hormonal (TRH). Aunque hoy en día es muy seguro, ya que tenemos hormonas en dosis bajas, no pasó inmediatamente a la TRH como tratamiento. Les pido que sigan un estilo de vida más saludable con una dieta saludable, aumentando el consumo de productos de soja y lácteos, ejercicio, etc. Si los síntomas continúan, entonces tenemos que recetarlos TRH.

¿Existen medidas preventivas para reducir el riesgo de menopausia precoz? Como ya mencioné, fumar es un factor de riesgo enorme. Por tanto, las personas pueden evitarlo como medida preventiva contra la menopausia precoz. Si alguien tiene antecedentes familiares de menopausia, no podemos prevenirlo pero sí podemos ser conscientes de ello. En el momento en que sientas que puedes estar teniendo síntomas de menopausia, puedes acudir a un ginecólogo para que se pueda iniciar a tiempo un tratamiento como la TRH. Nadie puede prevenir la menopausia. Sólo podemos tratar los síntomas y otros problemas asociados con la menopausia.

Sección 3

¿Por qué ocurre la menopausia?

A medida que envejecemos, nuestro ciclo reproductivo se ralentiza. Los ovarios comienzan a producir menos estrógeno, lo que afecta el ciclo menstrual. Esto explica por qué el ciclo menstrual comienza a volverse irregular. La menopausia marca entonces el momento en que las mujeres ya no pueden tener hijos de forma natural.

Curiosamente, las mujeres posmenopáusicas con úteros sanos aún pueden quedar embarazadas mediante fertilización in vitro. Existen numerosos ejemplos de mujeres que actúan como madres sustitutas.

A veces, la menopausia puede ocurrir antes debido a una operación para extirpar los ovarios (ooforectomía), una condición médica, quimioterapia o radioterapia que afecta la producción de estrógeno de los ovarios.

Una histerectomía (extirpación del útero) por una afección como el cáncer de útero o de cuello uterino puede implicar o no también la extirpación de los ovarios. Si se extirpan los ovarios, la menopausia comienza inmediatamente. Si los ovarios se dejan intactos e in situ, continúan produciendo estrógenos y por lo tanto no comienza la menopausia. Sin embargo, en promedio, las mujeres que se han sometido a una histerectomía sin ooforectomía todavía tienden a comenzar la menopausia un poco antes que las mujeres que no se han sometido a una histerectomía.

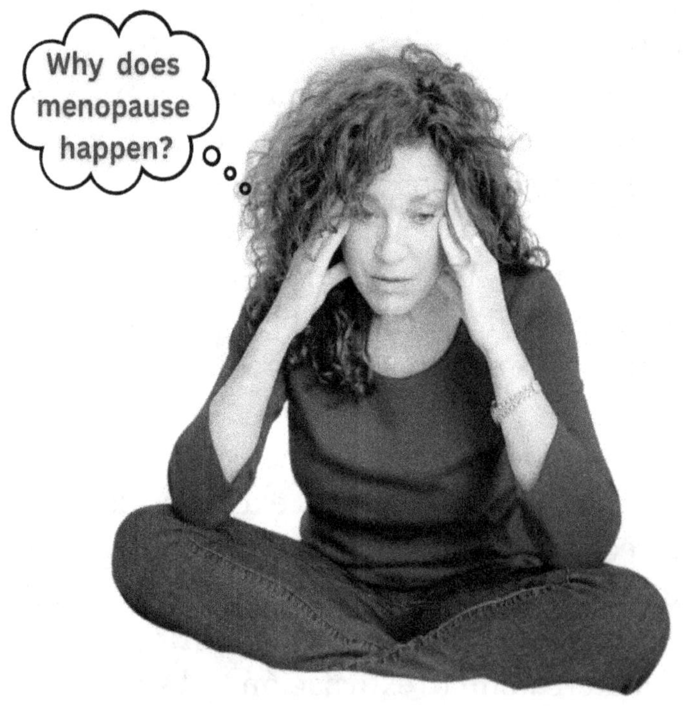

Sección 4

Signos y síntomas de la menopausia

Las experiencias de la menopausia pueden variar mucho de una persona a otra, pero existen algunos síntomas que son comunes durante la menopausia.

Signos/efectos físicos

- **Sofocos o sofocos:** Uno de los síntomas más comunes de la menopausia es el "sofoco" o "sofocos". Esto se refiere a una sensación repentina de calor o calor extremo, a veces con sudoración y enrojecimiento de la piel. Esta sensación puede durar varios minutos o incluso hasta una hora. La frecuencia y la intensidad de los sofocos varían según el individuo. Algunas personas pueden experimentar sofocos varias veces al día, mientras que para otras, los sofocos son sólo ocasionales. Pueden ser relativamente leves o muy incómodos.

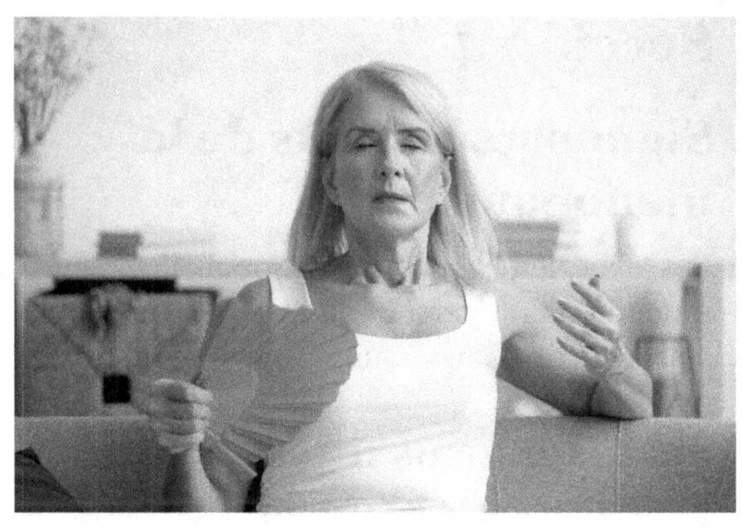

- **Alteración del sueño:**Una combinación de cambios hormonales, sofocos y otros síntomas de la menopausia pueden provocar problemas para dormir. Dependiendo del individuo y de la causa subyacente del insomnio, diferentes personas pueden tener diferentes formas de controlarlo. Sin embargo, es importante encontrar una manera de conseguir un sueño de calidad, ya que el insomnio puede tener un impacto grave en otras áreas de la vida. Si sufre de insomnio grave, lo mejor sería consultar a un médico y encontrar una solución juntos.

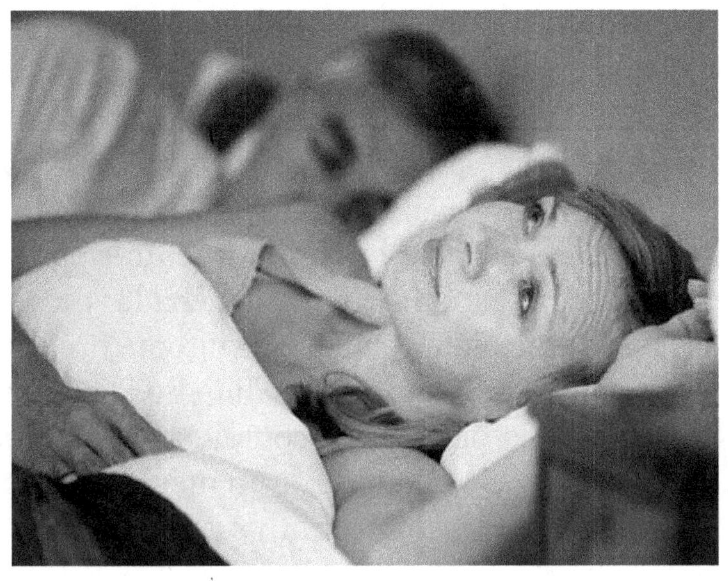

- **Cambios de humor:**Además de los cambios hormonales, hay muchos otros aspectos de la menopausia que también pueden afectar el estado de ánimo. La menopausia suele coincidir con una época de cambio en las circunstancias y la situación familiar; niños que crecen y abandonan el hogar, quizás teniendo sus propios hijos. Durante esta época de cambios físicos y emocionales, es normal tener sentimientos encontrados. Esto puede afectar el estado de ánimo y la resiliencia emocional y, aunque es normal, está bien necesitar apoyo durante este momento.

- **Períodos irregulares o manchados:**La menopausia no termina hasta 12 meses después del último episodio de sangrado, y el sangrado menstrual puede ser muy errático durante la perimenopausia. Algunas personas pasan meses entre períodos, mientras que otras pueden experimentar manchado ocasional o más frecuente. Cualquier síntoma preocupante, como sangrado inusualmente abundante o sangrado después de completar la menopausia, debe ser examinado por un médico de cabecera, ya que podría indicar otros problemas.

- **Problemas con el sexo:**Las relaciones sexuales pueden ser más complicadas después de la menopausia, ya que la sequedad vaginal suele convertirse en un problema. Los cambios de humor, el cansancio y los cambios hormonales también pueden afectar la libido. Sin embargo, muchas mujeres todavía tienen una vida sexual feliz y activa después de la menopausia con la ayuda de productos como lubricantes simples o preparaciones medicinales que contienen estrógeno.

- **Cambios en la apariencia de la piel:**La apariencia de la piel cambia durante la menopausia debido a una cantidad reducida de colágeno en la piel. El colágeno es la sustancia que mantiene nuestra piel tersa y elástica. Con menos colágeno, desarrollamos arrugas más visibles y partes de nuestro cuerpo comienzan a ceder.

- **Cambios en el cabello:** La forma en que se distribuye el cabello en nuestro cuerpo está controlada en gran medida por las hormonas, por lo que el cabello de la cabeza a menudo comienza a adelgazar a medida que los niveles hormonales cambian durante y después de la menopausia. A algunas mujeres también les crece vello donde antes no lo tenían, a menudo en la barbilla y alrededor de la boca.

Signos/efectos clínicos

Durante la transición menopáusica se producen cambios fisiológicos en la respuesta a las gonadotropinas y sus secreciones, con amplias variaciones en los niveles hormonales. Las mujeres suelen experimentar una variedad de síntomas clínicos, incluidos los siguientes:
- Insomnio
- Aumento de peso e hinchazón
- mastodinia
- Depresión
- Dolor de cabeza

Sección 5

Dormir mal: el síntoma menos conocido de la menopausia y la perimenopausia

Los problemas para dormir son un síntoma menos conocido de la menopausia, en comparación con los sofocos y el dolor en las articulaciones. Sin embargo, afecta entre el 35% y el 60% de las mujeres posmenopáusicas y entre el 39% y el 47% de las mujeres perimenopáusicas. ¿Podría la menopausia ser la causa de la falta de sueño?

Para las mujeres que tienen menopausia y perimenopausia, los problemas de sueño suelen ser un síntoma que se pasa por alto. Si bien los problemas para dormir son comunes durante la menopausia, pueden comenzar en la perimenopausia. Puede notar estos síntomas:

- Sofocos
- Cambios de humor
- Dificultad para tener relaciones sexuales debido a la sequedad vaginal.

- Trastornos del sueño, incluidos insomnio, trastornos respiratorios durante el sueño y síndrome de piernas inquietas.
- Dolor en las articulaciones
- Fatiga
- Picazón en la piel seca
- Pérdida de cabello
- Aumento de peso

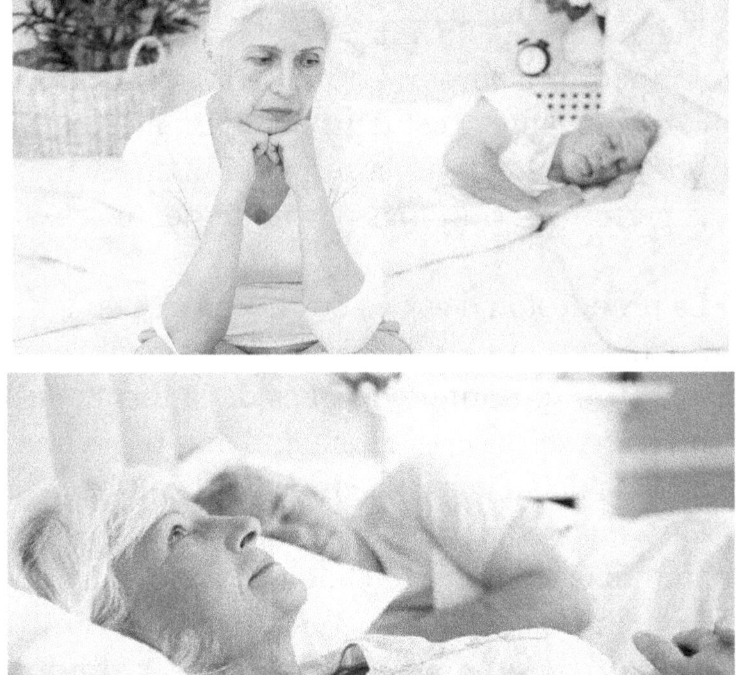

Trastornos del sueño

¿Por qué la menopausia causa problemas para dormir?

La fluctuación y disminución de los niveles de estrógeno y progesterona a medida que una mujer se acerca a la menopausia puede causar problemas para dormir.

Las dos hormonas reproductivas femeninas clave, el estrógeno y la progesterona, afectan la calidad del sueño. El estrógeno influye en el ciclo de sueño-vigilia, ayuda a mantener baja la temperatura corporal durante la noche para dormir cómodamente y es naturalmente antidepresivo. La progesterona afecta la respiración adecuada, lo que le permite dormir más profundamente.

La producción de estas dos hormonas en los ovarios fluctúa en el período previo a la menopausia. Sin embargo, durante y después de la menopausia, sus niveles son permanentemente más bajos porque los ovarios dejan de producirlos por completo.

Las dos etapas de la menopausia comparten síntomas similares, incluida la alteración del sueño.

La visión de la medicina tradicional china sobre los problemas del sueño y la menopausia

En la Medicina Tradicional China (MTC), las mujeres experimentan un agotamiento del Riñón

Jing (esencia) y esencia reproductiva alrededor de los 49 años. Es cuando se acercan a la menopausia.

Este agotamiento en el riñón jing conduce a problemas para dormir debido a:

- Una alteración en el equilibrio entre hacer (energía fría y pasiva) y cuál (energía cálida y activa) causada por el hígado y el riñón Haciendo Deficiencia.*Cual* La energía permanece alta durante la noche, provocando insomnio.

- La falta de armonía entre el corazón y los riñones conduce al fuego del corazón y los riñones haciendo deficiencia. Esto provoca una "mente de mono" y un corazón acelerado, lo que lleva a un sueño perturbado.

- Hígado*chi* (fuerza vital) El estancamiento conduce a alteraciones emocionales ya que el hígado gobierna tus emociones. Esto contribuye a una mala calidad del sueño. Las mujeres que experimentan esto se quejan de ansiedad que les priva del descanso.

Tratamiento occidental y de medicina tradicional china para la menopausia y los problemas del sueño

Los médicos suelen recomendar la terapia de reemplazo hormonal (TRH) para reponer la disminución de los niveles de estrógeno. Puede ayudar a aliviar los síntomas provocados por la caída.

Mientras tanto, en la medicina tradicional china, los tratamientos para aliviar los síntomas de la menopausia y la perimenopausia implican remedios a base de hierbas y acupuntura.
Suriya recuerda haber probado diferentes formas de mejorar su sueño antes de recurrir a la medicina tradicional china. "Probé muchas cosas. Como saludablemente, hice ejercicio con regularidad e hice ejercicios de respiración antes de acostarme".
"Vivía en una ciudad con una gran población de personas de ascendencia asiática oriental y aprendí sobre la medicina tradicional china gracias a uno de mis amigos. Leí sobre la investigación y decidí intentarlo también", comparte. Su médico de medicina tradicional china le recetó una combinación de terapia a base de hierbas, moxibustión y acupuntura. Después de unos meses, notó una mejora en el sueño y en la salud en general. Este cambio positivo gradual se ha mantenido.

Sección 6

¿Cómo se diagnostica la menopausia?

La menopausia se diagnostica después de 12 meses de amenorrea (ausencia anormal de menstruación).

Los cambios hormonales y los síntomas clínicos ocurren durante un período previo a la menopausia e inmediatamente después; este período se denomina frecuentemente climatérico o perimenopausia, pero cada vez más se lo conoce como transición menopáusica.

Por lo general, los síntomas por sí solos son suficientes para hacer un diagnóstico de menopausia.

Para confirmar el diagnóstico, se pueden realizar análisis de sangre u orina para mostrar los niveles fluctuantes de hormonas que ocurren alrededor del momento de la menopausia.

La menopausia sólo se considera completa 12 meses después del último período menstrual, por lo que el final de la menopausia sólo se diagnostica de forma retrospectiva.

Aunque hablamos de diagnóstico' y síntomas' En términos médicos, la menopausia es un acontecimiento natural y normal, más que una condición médica. Muchas mujeres no tienen ningún problema. Por otro lado, algunas personas experimentan síntomas graves que pueden afectar su vida cotidiana. Recuerde que la experiencia de cada persona es diferente y está bien buscar asesoramiento y tratamiento profesional para los síntomas problemáticos.

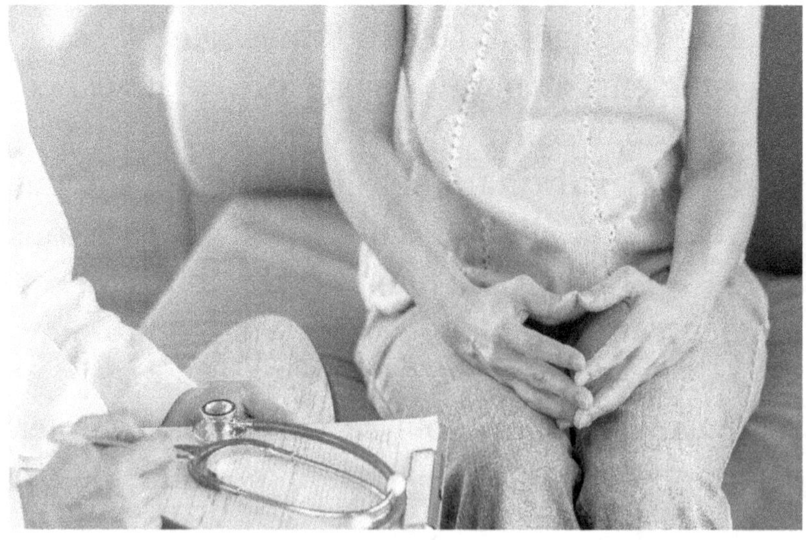

Sección 7

¿Cuánto duran los síntomas de la menopausia?

La menopausia dura desde el momento en que comienzan los primeros síntomas (esto puede ser cuando los períodos se vuelven erráticos o comienzan a aparecer síntomas clásicos como sofocos) hasta la fecha 12 meses después del último período en la vida de una mujer. La duración total promedio de los síntomas de la menopausia es de más de siete años, y se informa que los síntomas continúan después del último período menstrual durante aproximadamente cuatro años y medio.

Sin embargo, es importante tener en cuenta que la experiencia de cada persona no es la misma y también puede verse afectada por el tratamiento y el manejo.

El patrón temporal de los síntomas es el siguiente:

- Los síntomas pueden comenzar hasta 6 años antes del último período menstrual y continuar durante un número variable de años después del último período menstrual.
- A medida que avanzan los años de la posmenopausia, con la consiguiente pérdida de la respuesta ovárica a las gonadotropinas, los

síntomas afectivos asociados a la menopausia también disminuyen.

- En el examen pélvico, los efectos del agotamiento de la hormona gonadal (que puede observarse antes de la menopausia en algunas mujeres) son los siguientes:
- Con la pérdida de estrógeno, el epitelio vaginal se vuelve más rojo a medida que la capa epitelial se adelgaza y los pequeños capilares debajo de la superficie se vuelven más visibles.
- Más tarde, a medida que el epitelio vaginal se atrofia aún más, la superficie se vuelve pálida debido a un número reducido de capilares.
- La rugosidad disminuye y la pared vaginal se vuelve lisa.
- El ovario menopáusico disminuye de tamaño y ya no es palpable durante el examen ginecológico.
- El útero se vuelve más pequeño.
- Los fibromas, si están presentes, se vuelven menos sintomáticos y, a veces, se reducen hasta el punto de que ya no se pueden palpar en el examen pélvico manual.
- En las mujeres mayores, se produce una pérdida general del tono de los músculos pélvicos, que a veces se manifiesta como prolapso de los órganos reproductivos o del tracto urinario.

Los efectos urogenitales de la disminución de los niveles hormonales son los siguientes:
- Una disminución del pH de la orina que conduce a un cambio en la flora bacteriana puede provocar prurito y una secreción maloliente.
- Los cambios vaginales a menudo resultan en dispareunia de inserción.
- Se alivian la endometriosis y la adenomiosis.
- La cistitis atrófica, cuando está presente, puede simular una infección del tracto urinario.

Sección 8

Marcadores clínicos de menopausia/Firma

Marcadores de laboratorio

Los marcadores de laboratorio de la menopausia incluyen los siguientes:

- Un aumento de la hormona folículo estimulante (FSH) en suero y una disminución del estradiol y la inhibina son los principales cambios endocrinos que ocurren durante la transición a la menopausia.
- Los niveles de FSH son más altos que los niveles de la hormona luteinizante (LH), y ambos aumentan a valores aún más altos que los observados en el aumento repentino durante el ciclo menstrual.
- El aumento de FSH precede al aumento de LH; La FSH es el marcador diagnóstico de insuficiencia ovárica, mientras que la LH no es necesaria para realizar el diagnóstico.
- La gran variación cíclica de estradiol y estrona observada durante los años menstruales cesa y la fluctuación en los

niveles es pequeña e intrascendente, siendo el valor medio considerablemente más bajo.

- No se han encontrado cambios específicos en la función tiroidea relacionados con la menopausia.

Cambios endometriales

- La biopsia endometrial puede mostrar una variedad de apariencias endometriales, desde levemente proliferativas hasta atróficas.

- No se observan cambios secretores después de la menopausia, porque no se produce ovulación y, por lo tanto, no se forma cuerpo lúteo para producir progesterona.

La hiperplasia endometrial es un signo de hiperestimulación por estrógenos de fuentes endógenas o de terapia de reemplazo y puede ser un precursor del cáncer de endometrio. La hiperplasia endometrial también puede sugerirse mediante hallazgos ecográficos (es decir, espesor endometrial >5 mm), que son útiles para excluir hiperplasia y cáncer de endometrio en mujeres posmenopáusicas.

Osteoporosis

La pérdida ósea se acelera en la transición menopáusica tardía y continúa durante los primeros años después de la menopausia. Las mujeres posmenopáusicas y las mujeres de edad avanzada deben recibir tratamiento temprano y a largo plazo, a menos que exista una contraindicación para dicho tratamiento.

Las opciones de tratamiento actuales para prevenir fracturas entre mujeres posmenopáusicas con osteoporosis incluyen las siguientes:

- Bifosfonatos (alendronato, etidronato, ibandronato, risedronato, ácido zoledrónico)
- Moduladores selectivos de los receptores de estrógeno (SERM; por ejemplo, raloxifeno)
- Calcio
- Vitamina D
- calcitonina
- Anticuerpos monoclonales

Sección 9

Tratamiento de la menopausia

Las principales razones para tratar los síntomas de la transición menopáusica y la menopausia real son las siguientes:

- Para proporcionar alivio de los síntomas vasomotores.
- Para reducir el riesgo de embarazo no deseado.
- Para evitar la irregularidad de los ciclos menstruales.
- Para preservar el hueso
- Para reducir el riesgo de enfermedades.
- mejorar la calidad de vida

Si los síntomas de la menopausia están afectando su calidad de vida, existen varios tratamientos médicos que un médico de cabecera puede recetar, así como una variedad de terapias alternativas y remedios naturopáticos que pueden ayudar.

Terapia de reemplazo hormonal (TRH): La TRH reemplaza el estrógeno solo oestrógeno y progesterona juntos. La TRH puede aliviar los síntomas de la menopausia. Algunas personas consideran que este tratamiento es esencial para superar períodos de síntomas graves.

La TRH está disponible en muchas formas, incluidas tabletas, parches que se adhieren a la piel y cremas y pesarios vaginales. Sin embargo, existen riesgos asociados con algunas formas de TRH y es posible que no se recomiende para personas con antecedentes de cáncer de mama. El tratamiento está asociado con riesgos para la salud como coágulos sanguíneos, accidentes cerebrovasculares y demencia, entre otros problemas. Si elige esta ruta, su médico probablemente le recomendará la dosis más baja posible.

Las vías de administración de la terapia hormonal son las siguientes:

- Oral
- Transdérmico
- Actual
- Crema, anillo o tableta por vía vaginal para los síntomas vaginales

Terapia no hormonal: En junio de 2013, la FDA aprobó el mesilato de paroxetina (Brisdelle) como la primera terapia no hormonal para los síntomas vasomotores (VMS) (sofocos) asociados con la menopausia.

Antidepresivos: Los antidepresivos se utilizan a menudo para reducir el efecto de los cambios de humor y el insomnio durante la menopausia.

Algunos antidepresivos también tienen un efecto beneficioso sobre otros síntomas de la menopausia, incluidos los sofocos. Además de controlar los síntomas de la menopausia, las mujeres también deben tener en cuenta los mayores riesgos de ciertas afecciones posmenopáusicas. Por ejemplo, la producción reducida de estrógeno aumenta el riesgo de osteoporosis, por lo que es importante tomar las medidas necesarias para controlar este riesgo, como el uso de medicamentos o suplementos.

Suplementos para la menopausia: Existen muchos suplementos diferentes para mujeres menopáusicas y posmenopáusicas. Estos van desde remedios herbales y homeopáticos hasta multivitaminas especialmente mezcladas. La evidencia detrás de los suplementos disponibles es variable, por lo que es importante investigar un poco antes de tomar suplementos. En caso de duda, acuda siempre a un profesional médico para que le aconseje. Algunas de las medicinas alternativas y a base de hierbas más comunes comercializadas para controlar la menopausia incluyen:

- **Trébol rojo:** Uno de los más comunes remedios herbales utilizados en la menopausia, el trébol rojo ha sido objeto de varios estudios para determinar su eficacia para reducir los síntomas de la menopausia. Los resultados han sido variables, pero son prometedores.

- **Ginseng:** La investigación sobre el ginseng en la menopausia ha descubierto que, si bien no parece tener un impacto significativo en los molestos sofocos, puede ayudar con la depresión y los cambios de humor.
- **Aceite de onagra:** El aceite de onagra se ha utilizado durante muchos años para reducir la intensidad de los sofocos en la menopausia.
- **Cohosh negro:** Al igual que el aceite de onagra, el cohosh negro se usa para reducir la intensidad de los sofocos y también parece reducir su frecuencia.
- **Soja:** Se cree que los fitoestrógenos de algunas plantas reducen los efectos de la fluctuación del estrógeno en el cuerpo de las mujeres durante la menopausia. La soja se puede incorporar a la dieta en forma de leche de soja, frijoles, edamame, tofu, diversas alternativas cárnicas y lácteas o suplementos concentrados.

Los profesionales de la salud suelen recomendar tomar un multivitamínico diseñado para la menopausia. Si bien una dieta saludable por sí sola puede proporcionar a una persona todas las vitaminas y minerales que necesita para una buena salud, pueden existir algunos requisitos específicos durante y después de la menopausia.

La densidad ósea disminuye notablemente después de la menopausia, por lo que comúnmente se recomiendan suplementos de calcio y vitamina D, junto con una buena dieta y ejercicio, para ayudar a prevenir la osteoporosis. Las vitaminas B, junto con las vitaminas C y D, también son especialmente esenciales durante la menopausia.

Acupuntura: La acupuntura, incluida la terapia auricular (acupuntura del oído), es otro tratamiento comprobado para los trastornos del sueño relacionados con la menopausia. "El énfasis es nutrir hacer y suprimir la hiperactividad Cual, nutre el corazón y calma el espíritu", explica el médico Lim.

La acupuntura requiere sesiones con un acupunturista autorizado y capacitado profesionalmente. Mientras tanto, puedes mejorar el sueño realizando acupuntura tú mismo.

Sección 10

Factores de riesgo de la menopausia

Riesgo de enfermedad

En la Iniciativa de Salud de la Mujer (WHI), se observó una mayor seguridad y posible beneficio de la terapia hormonal o de estrógenos para mujeres de 50 años, con daño potencial para las mujeres mayores, con respecto a lo siguiente:

- Enfermedad de las arterias coronarias (EAC)
- Infarto de miocardio total
- Cáncer colorrectal
- Mortalidad total

Riesgo de tratamiento/medicación

Aunque el uso inmediato de terapia hormonal o de estrógenos en la etapa posmenopáusica temprana puede reducir el riesgo de CAD, el WHI mostró claramente que las mujeres más de 9 años después de la menopausia no deben comenzar con terapia hormonal o terapia de estrógenos para la prevención de CAD.

Las contraindicaciones para la terapia con estrógenos incluyen las siguientes:
- Sangrado vaginal no diagnosticado
- Enfermedad hepática grave
- El embarazo
- Trombosis venosa
- Historia personal de cáncer de mama.

El cáncer de endometrio temprano y bien diferenciado, una vez completado el tratamiento de la malignidad, ya no es una contraindicación absoluta. Las progestinas solas pueden aliviar los síntomas si la paciente no puede tolerar los estrógenos.

Sección 11

Consejos de estilo de vida para el manejo de la menopausia

Muchos de los síntomas de la menopausia se pueden controlar bien con medidas sencillas. Por ejemplo, usar ropa fresca, tener bebidas frías a mano y usar ventiladores u otras medidas para refrescarse pueden ayudar con los sofocos.

Después de la menopausia, es importante ser consciente del perfil alterado de riesgo de enfermedad. Mantenerse activo y seguir una dieta saludable ayuda a reducir el riesgo de enfermedades cardiovasculares, aumento de peso y las condiciones asociadas con un índice de masa corporal (IMC) alto, como la diabetes tipo 2 y la presión arterial alta. Una dieta rica en calcio y vitamina D puede ayudar a mantener los huesos sanos en la vejez.

Continuar asistiendo a controles médicos regulares, exámenes de detección de senos y tomar los medicamentos recetados según las indicaciones son esenciales para mantenerse saludable después de la menopausia.

A medida que envejecemos y enfrentamos un mayor riesgo de padecer afecciones asociadas con el envejecimiento, es esencial mantener un estilo de vida saludable para mitigar ese riesgo. Una dieta saludable, ejercicio regular y reducir el consumo de cafeína y alcohol son un buen comienzo. Si fuma, dejar de fumar también es una de las cosas más importantes que puede hacer para mantener a raya las enfermedades y garantizar una vida saludable.